Barbara Rütting

Lach dich gesund

Barbara Rütting

Lach dich gesund

Ratschläge, Tipps und Tricks

nymphenburger

Schutzumschlag: Wolfgang Heinzel
Fotos: Ralf Succo, München, S. 8, 12, 23, 25, 26, 40, 57, 61
Satz: Walter Typografie & Grafik GmbH, Würzburg
Gesetzt aus: 10/14 Optima
Druck und Binden: Offizin Andersen Nexö, Leipzig
Printed in Germany
ISBN 3-485-01077-4
Neu ab 1.1.2007:
ISBN 978-3-485-01077-1

www.nymphenburger-verlag.de

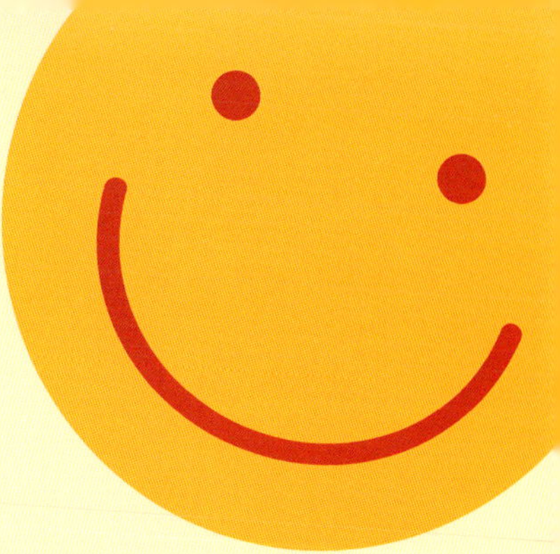

Ein Mönch fragt den anderen:
„Warum bist du so glücklich?"
„Jeden Morgen habe ich die Wahl,
glücklich oder unglücklich zu sein",
antwortet dieser.
„Ich entscheide mich immer, glücklich zu sein."

Inhalt

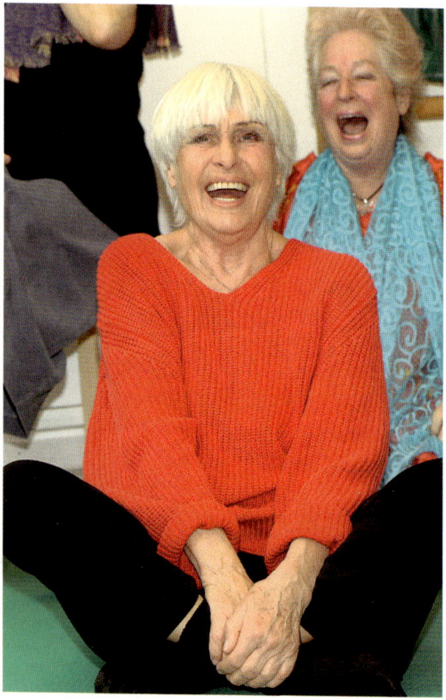

Wie ich mich durchs Leben lache

Lachen trotz eines schwierigen Lebens

Offensichtlich bin ich mit einem besonders ansteckenden Lachen gesegnet. Beim Einkaufen zum Beispiel höre ich oft: „Ich habe Sie gleich an Ihrem Lachen erkannt." Das ansteckende Lachen scheint mir trotz eines schwierigen Lebens, in dem es oft nichts zu lachen gab, nicht vergangen zu sein. Ich lache viel und ich weine auch viel.
Lachen und weinen sind zwei Seiten ein und derselben Medaille. Ich bin eine Lachwurzn. Dieses urbayerische Wort ist inzwischen Allgemeingut geworden und gerade aus der Theatersprache nicht mehr wegzudenken. Bei mir haben Sie es also mit einer preußischen Lachwurzn zu tun.
Meine Mutter war eine Lachwurzn, meine Großmutter, meine Tanten – alle Frauen meiner Familie waren Lachwurzn, die Männer hingegen eher schweigsame Typen. Alle diese Frauen hatten witzigerweise im Alter von dreißig Jahren graue Haare und alle lachten sie Tränen – nicht wegen der grauen Haare, sondern über alles und jedes, über jedes Kinkerlitzchen. Ich bleibe der Tradition treu.
Oft stelle ich jedoch fest, dass ich über ganz andere Dinge lache als die meisten Menschen – und wiederum nicht über das, was

diese amüsiert. Das veranlasste mich zu hinterfragen, warum der Mensch überhaupt lacht. Doch auch Tiere lachen, meine Hunde, meine Pferde habe ich lachen sehen. Vielleicht lacht ja auch das Krokodil.

Jeder lacht über andere Dinge

In diesem Büchlein möchte ich Ihnen meine Erfahrungen mit dem Lachen zum Besten geben. Es ist die Kompaktversion meines 2001 erschienenen Buchs „Lachen wir uns gesund", die ich um praktische Ratschläge ergänzt habe.

Ich will Sie animieren mitzulachen. Am meisten in die Tiefe geht das Lachen ohne Grund. Allerdings haben viele Menschen damit ein Problem. Der Verstand sagt: „Über einen Witz kann ich lachen. Doch einfach so lachen, ohne Grund: Wie soll das denn gehen? Und für was soll das gut sein?"

Das Lachen als Lebensbewältigungshilfe hat eine uralte Tradition, erlebt heute jedoch eine Renaissance. Nachdem der indische Arzt Dr. Madan Kataria in den Straßen Bombays ganze Menschenmassen zum Lachen brachte, haben sich weltweit mehr als 300.000 Menschen in Lachclubs zusammengeschlossen. Die Lachwelle schwappte von Indien nach Amerika über. Lachtherapeuten und „Clown-Doktoren" arbeiten äußerst erfolgreich nicht nur in Kinderkliniken, auch Erwachsene lernen in Seminaren durch Lachen und Rollenspiele, ihre inneren Heilungskräfte zu mobilisieren. Neuerdings treffen sich Humorforscher sogar jährlich zu Lachkongressen und tauschen ihre Erfahrungen darüber aus, wie man am

In Lachclubs fällt das Lachen leichter

besten lacht. Denn dass Lachen die beste Medizin ist, diese alte Volksweisheit gilt auch heute noch, auch wenn sie viel zu wenig beherzigt wird.

Ende der Siebzigerjahre erregte die Krankheitsgeschichte eines amerikanischen Journalisten Aufsehen. Dieser litt an Morbus Bechterev, einer schweren Knochen- und Gelenkserkrankung. Die Ärzte machten ihm wenig Hoffnung auf Genesung. Aber der junge Mann hatte bemerkt, dass sich seine Schmerzen nach einem kräftigen

Lachen mobilisiert die inneren Heilungskräfte

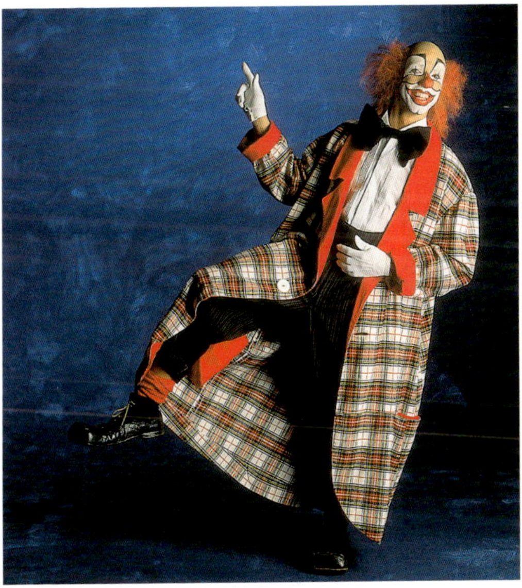

Lachanfall jeweils besserten. Er machte sich nach dieser Erfahrung seine eigene Therapie zurecht, die aus dem Anschauen von Slapstickkomödien, Comics und Witzen bestand. Er hat sich zwar nicht, wie oft berichtet wird, gesund gelacht, aber seine Schmerzen auf ein erträgliches Maß reduzieren können.

Nach einem Lachanfall bessern sich Schmerzen

Auch und gerade wenn uns überhaupt nicht zum Lachen zumute ist – warum nicht einmal ausprobieren?

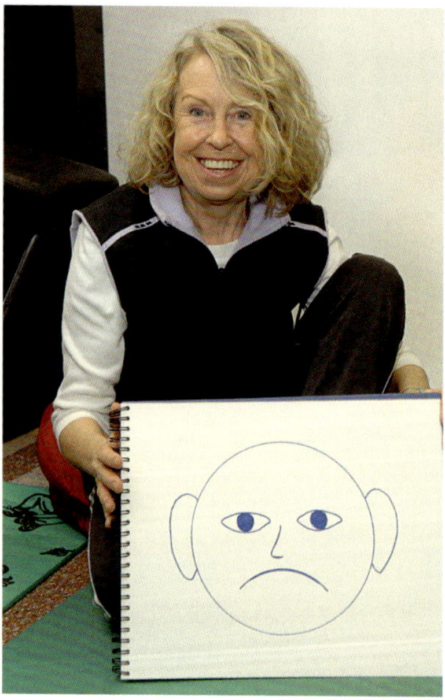

Lachen aktiviert mehr als achtzig Muskeln, eine Miesepetermiene dagegen weniger als zehn!
Lachen ist wirksam, billig und garantiert ohne schädliche Nebenwirkungen. Sie brauchen nicht einmal Ihren Arzt oder Apotheker zu fragen. Schwimmen sie mit auf der weltweiten Lachwelle. Lassen Sie sich entspannt auf ihr treiben. Lachen Sie sich gesund.

Der Chef einer Holzhandlung will die Schlagfertigkeit des neuen Lehrlings prüfen. Er ruft von außerhalb in seiner Firma an, der Lehrling meldet sich am Telefon:
Der Chef: „Haben Sie Astlöcher?"
Der Lehrling nach einer winzigen Pause:
„Selbstverständlich führen wir auch Astlöcher!"
Der Chef: „Sie führen Astlöcher?!"
Der Lehrling: „Aber sicher, Astlöcher sind der Schlager der Saison. Wir sind total ausverkauft, hatten gerade einen Versand von 100.000 Astlöchern nach Amerika für eine Spielzeugfabrik."
Der Chef: „100.000 Astlöcher nach Amerika?
Was machen die denn mit 100.000 Astlöchern?"
Der Lehrling: „Arschlöcher für Schaukelpferde."

Lachen ist die beste Medizin

Erst in den Sechzigerjahren begann der Neurologe William Fry von der Stanford University die Wirkungen des Lachens wissenschaftlich zu erforschen. Er gilt als Begründer der Gelotologie, der Wissenschaft vom Lachen (abgeleitet vom griechischen „gelos", das „lachen" bedeutet). Inzwischen gibt es so viele Arbeiten zum Thema, dass sie ganze Bände füllen würden. Ich will mich deshalb hier auf die meiner Meinung nach wichtigsten Informatio-

Es gibt auch eine Wissenschaft vom Lachen

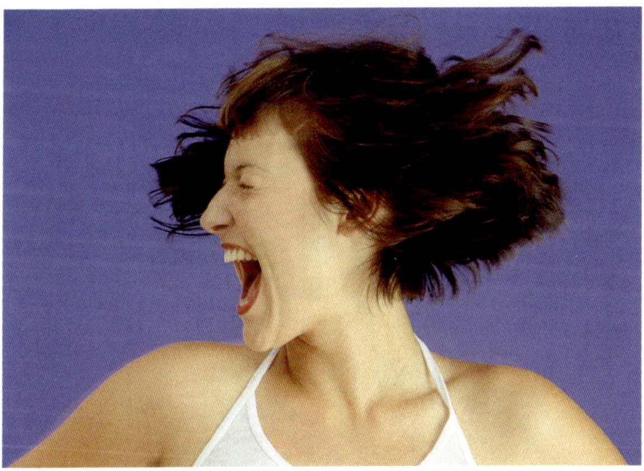

nen beschränken und über meine persönlichen Erfahrungen mit dem Lachen berichten.
Schauen wir uns die Gründe an, warum wir (viel) lachen sollten:

Es wurde nachgewiesen, dass Lachen:

- die Ausschüttung von Glückshormonen steigert;
- das Immunsystem stärkt;
- die Atmung verbessert;
- die Durchblutung fördert;
- Herz und Kreislauf in Schwung bringt;
- Blutdruck und Cholesterinspiegel senkt;
- die Verdauung anregt;
- die Selbstheilungskräfte stärkt;
- Schmerzen lindert;
- Ängste und Depressionen löst;
- Stress abbaut.

Lachen fördert den guten Stress

Dass es „guten" und „schlechten" Stress gibt, ist bekannt. Forscher am medizinischen Zentrum der Loma Universität in Kalifornien haben in Experimenten mit Versuchspersonen herausgefunden, dass Lachen – wen wundert's – den „guten" Stress fördert, dass Lachen ähnliche Prozesse auslöst wie Sport.
Im Mittelalter vermutete man den Sitz des Gelächters in der Milz, die im Englischen übrigens „spleen" heißt.

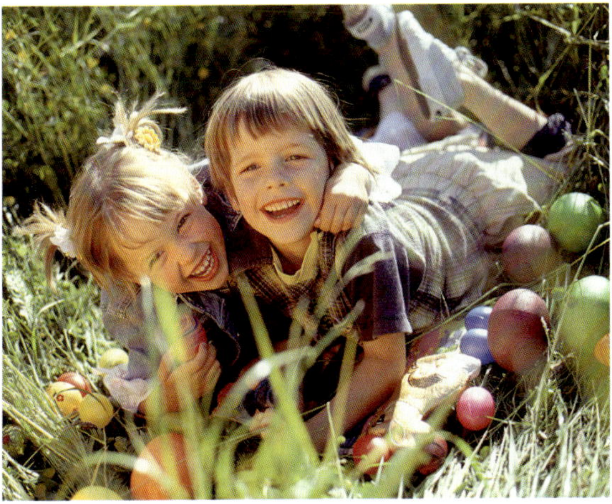

Lachen kann man wieder lernen

Stellen Sie sich das mal vor: Kinder lachen ungefähr vierhundert Mal am Tag, Erwachsene nur noch ca. fünfzehn Mal und Depressive so gut wie nie. Beim Erwachsenwerden ist offensichtlich vielen von uns das Lachen vergangen. Das ist ja auch kein Wunder, aber kein Grund, es nicht wieder zu lernen.
Die Engländer haben ein sehr schönes Sprichwort: „Es ist nie zu spät, eine glückliche Kindheit zu haben." (It's never too late to have a happy childhood.)
Sogar die Wissenschaft hat jetzt also entdeckt, was der Volksmund schon seit jeher weiß: Lachen ist gesund! Lachen ist die beste Medizin! Wer lacht, lebt länger!

Probieren Sie's doch mal aus: einfach die Mundwinkel nach oben ziehen, vielleicht riskieren Sie auch ein paar Töne, ein paar Hahaha's, Hihihi's und schon geht's los. Dem Gehirn wird die Botschaft vermittelt, dieser Mensch ist fröhlich, nun schütte mal Glückshormone aus. Und das tut das Gehirn tatsächlich.

Lachen stärkt die Lebensgeister

Lachen steigert die Produktion „guter" Hormone wie glücklich machender Endorphine und Neurotransmitter, verringert die Stresshormone Cortison und Adrenalin, erhöht die Anzahl der Antikörper produzierenden Zellen, aktiviert die Viren bekämpfenden T-Zellen und unsere natürlichen Killer-Zellen. Vor allem stärkt es die Lebensgeister, macht gute Laune, vertreibt Ängste und Depressionen. Wer viel lacht, kommt mit dem Leben einfach besser zurecht.

„Mäh!", sagt das Schaf zum Rasenmäher.
„Von dir lasse ich mir noch lange nichts befehlen!",
sagt der Rasenmäher.

Der Gast: „In meiner Suppe schwimmt eine Fliege!"
Der Ober: „Nicht mehr lange.
Am Tellerrand nähert sich eine Spinne!"

Humor in der Therapie – Fragen und Antworten

Dr. Michael Titze ist Psychotherapeut, Psychoanalytiker, Seminarleiter und Kongressorganisator im Bereich therapeutischer Humor. Außerdem hat er ein großartiges Buch geschrieben „Die heilende Kraft des Lachens". Ein Muss für alle, die sich für das Lachen als Therapie interessieren.

Die heilende Kraft des Lachens

Hier antwortet er anlässlich eines Humorkongresses auf immer wieder gestellte Fragen.

Beim Schwitzen transpirieren wir, wenn wir weinen, kommen uns die Tränen – was passiert beim Lachen?

Vieles! Die Nase legt sich in Falten, die Nasenlöcher weiten sich. Der Kopf wird zurückgeworfen, die Augen werden geschlossen. Der Zygomaticus-Muskel zieht den Mund nach oben und sorgt für einen glücklichen Ausdruck. Der Augenmuskel wird angespannt und aktiviert im Gehirn positive Gefühle. Der „Lachmuskel" spannt 15 Gesichtsmuskeln an, darunter die des Tränensacks, sodass wir „unter Tränen lachen können". Der Mund weitet sich,

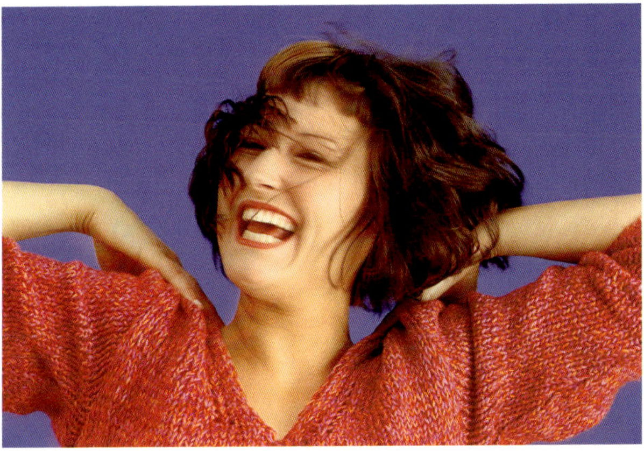

Was beim Lachen passiert

weil die Ein- und Ausatmung (stoßweise) vervielfacht wird. Dabei werden die Stimmbänder in Schwingung versetzt, sodass es die typischen stakkatoartigen Lachlaute gibt. Der Brustkorb wird gezerrt (manchmal schmerzhaft). Der Körper schaukelt hin und her. Das Zwerchfell „hüpft“ und massiert die Eingeweide.

Ist das so etwas wie ein seelischer Jauchzer?

Unbedingt. Lachen ist Ausdruck von Befreiung und Spannungslösung. Im Lachen steigen wir aus jeglicher Selbstkontrolle aus. Wir überlassen uns ganz der „Weisheit des Körpers“ – so wie das auch ein neugeborenes Kind tut. Damit kann die ursprünglichste und reinste Lebensfreude fließen.

Welcher Reiz ist dafür verantwortlich?

Diese Frage hat schon Erich Kästner aufgeworfen: „Worüber lacht der Mensch? Er lacht, wenn man ihn kitzelt. Oder er lacht, wenn er andere lachen hört. Aber worüber lacht der Mensch, wenn sein Herz und sein Verstand bei der Sache sind? Das ist rasch gesagt: Er lacht meist über Kontraste. „Kontraste" ergeben sich immer dann, wenn der gewohnte Lauf der Dinge – das, was wir als „normal" auffassen – plötzlich abbricht, wenn etwas Unerwartetes auftritt. Das kann schon der Fall sein, wenn ein Opernsänger einen Schluckauf kriegt oder eine Autoritätsperson auf der berühmten Bananenschale ausrutscht. Dies erscheint allemal lustig, doch ob dabei wirklich herzhaft gelacht werden kann bzw. darf, das hängt auch von der Kontrolle unseres Gewissens ab. Von harmlosen Kontrasten leben übrigens absurde Witze, paradoxe Wortspiele und geistreiche Scherze. Ein Beispiel bringt uns Woody Allen: „Der Nihilismus behauptet, dass es kein Leben nach dem Tode gibt. Ein deprimierender Gedanke, besonders für einen, der sich nicht rasiert hat!"

Der Mensch lacht über Kontraste

Was bewirkt das Lachen im Körper?

Die Atmung wird stark angeregt, sodass es zu einem beschleunigten Austausch von verbrauchter und sauerstoffangereicherter Luft kommt. Dadurch werden u.a. die Verbrennungsvorgänge im Körper gefördert. Der Herzschlag wird zunächst beschleunigt, um sich bald deutlich zu verlangsamen, sodass der Blutdruck gesenkt wird. Die Skelettmuskulatur entspannt sich. Insgesamt kommt es zu einer besseren Durchblutung der Muskulatur. Stresshormone werden abgebaut und die Verdauungsdrüsen angeregt. Die „körpereigene Polizei" wird alarmiert. So können Blutinhaltsstoffe deutlich vermehrt werden, die die Immunabwehr sicherstellen. Schließlich kommt es zu einer Ausschüttung von schmerzlindernden „Glückshormonen", den Endorphinen, die sich sonst nur selten (z.B. nach langem Joggen) im Blut nachweisen lassen.

Stresshormone werden abgebaut

Stimmt es, dass Lachen die Immunabwehr stärkt?

Aufgrund erster kontrollierter Untersuchungen amerikanischer Gelotologen kann angenommen werden, dass Lachen eben

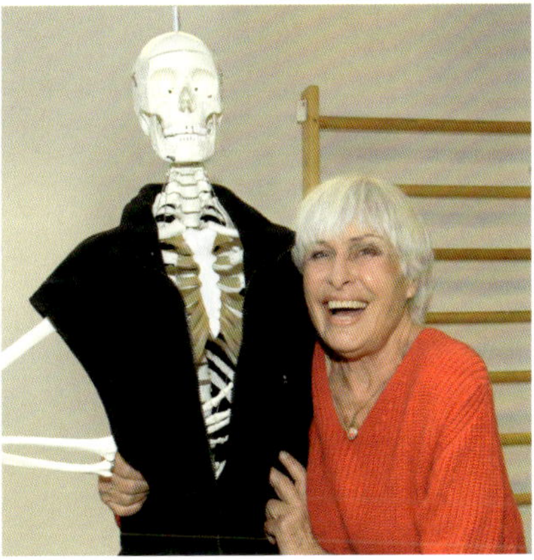

jene Blutinhaltsstoffe vermehren hilft, die der Immunabwehr dienen. Dazu gehören die T-Lymphozyten und T-Helferzellen, die bei der Abwehr von Krebs und kardiovaskulären Krankheiten von Bedeutung sind. Lachen führt ferner zu einer Vermehrung der natürlichen Killerzellen, die bei der Eliminierung von geschädigten und entarteten Zellen von Bedeutung sind. Außerdem bewirkt Lachen die Zunahme von Immunglobulinen, „Antikörpern", die den Keimbefall im Bereich der Atmungsorgane hemmen. Auch das viel zitierte Gamma-Interferon ist im Blut von Menschen, die zuvor ausgiebig gelacht haben, vermehrt nachweisbar.

Lachen vermehrt die natürlichen Killerzellen

Verbessert Lachen die Laune oder lache ich, weil ich gute Laune habe?

Beides ist richtig: Lachen erzeugt gute Laune und aus einer guten Laune heraus kann ich dann wieder herzlicher und intensiver lachen, sodass noch mehr gute Laune entsteht. Wer sich bewusst entscheidet, ausgiebig zu lachen, setzt also einen positiven Kreislauf in Gang. Echtes (herzhaftes) Lachen stellt sich spontan allerdings nur dann ein, wenn man sich von all dem innerlich distanzieren kann, was die natürliche Lebensfreude trübt. Diese ist jedem Menschen wesensmäßig mitgegeben; sie ist Bestandteil unseres inneren Kindseins. Wo sie verschüttet ist, hat der „Ernst des Lebens" – als Ausdruck perfektionistischen Erwachsenenlebens – zu sehr die Oberhand gewonnen. Dies zeigt sich in

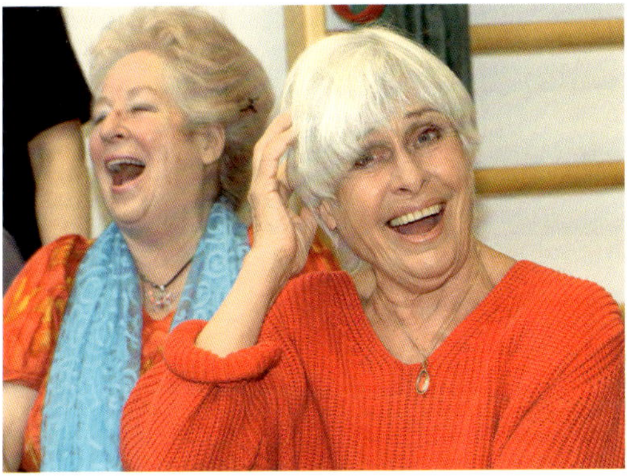

einem entmutigenden Hang, sich zu viele Gedanken zu machen über die Konsequenzen eigenen Tuns im gesellschaftlichen Zusammenhang. Man wird so zunehmend gehemmter, lustloser und ernster. „Das Lachen vergeht". Wem es gelingt, sich von dieser perfektionistischen Selbstkontrolle zu befreien, der kommt an seine ursprüngliche Lebensfreude, die sich immer im Lachen äußert, wieder heran.

Die ursprüngliche Lebensfreude wieder entdecken

Soll man bewusst lachen?

Unbedingt! Leider sperren sich manche Menschen gegen die vielen Anlässe, die sie zum Lachen bringen können. Wir sollten es umgekehrt machen: systematisch nach komischen Auslösereizen suchen, die den Lachreflex in Gang setzen. Es steht in unserer Macht, dem Alltag viele lustige Seiten abzugewinnen, mit unseren Mitmenschen Scherze und Witze auszutauschen und uns in unserer Freizeit bewusst auf humorige Situationen einzulassen; z.B. uns lustige Filme und Komödien anzusehen Dabei sollten wir uns bewusst um ein lautes und intensives Gelächter bemühen.

Lachen in den Alltag integrieren

Wie geht das?

Eine Möglichkeit, um in ein langes und herzhaftes Lachen zu kommen, ist die von Dr. Madan Kataria aus Bombay entwickelte Methode. Sie basiert auf Elementen des Yoga und ist strikt „nonverbal". In Indien treffen sich inzwischen täglich Zehntausende von Menschen auf öffentlichen Plätzen, um sich in diesem speziellen Lachen zu üben, zu erheitern und gesundheitlich

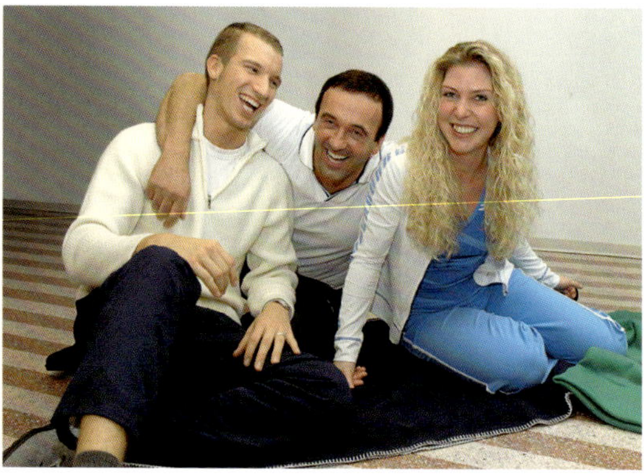

zu stärken. Auch in Deutschland haben sich derartige „Lachclubs“ bereits etabliert. Man kann aber auch Tonbänder abhören, auf denen das vielstimmige Gelächter von Menschen aufgenommen ist, die sich mehr als eine halbe Stunde einem derartigen „Reflexlachen“ hingeben. Indem man sich einfach „einklinkt“ (was nach wenigen Minuten immer gelingt), ist man ein Teil dieser Lachgruppe, egal ob man daheim im Sessel sitzt oder sich in einem Stau auf der Autobahn befindet.

Lachen mit Tonbändern fällt leichter

Ist es besser, leise, laut oder gar prustend zu lachen?

Am besten ist es, auf jegliche gedankliche Kontrolle zu verzichten und sich „ganz gehen zu lassen“. Dadurch ergibt sich jenes „Lachen aus dem Bauch heraus“, das niemals leise oder verhalten ist, sondern – ganz im Gegenteil – einer emotionalen Explosion gleichkommt.

Wenn einem die Tränen kommen, wird es dann zu viel?

Lachtränen fließen, weil der Lachmuskel auch die Muskulatur einbezieht, die den Tränensack umschließt. Alles, was dann geschieht, ist reine Befreiung: Wir vergießen nur die Tränen, die wir zuvor zurückgehalten haben.

(Informationen zu Dr. Titze s. Anhang)

Die Frau schenkt ihrem Mann zu Weihnachten zwei Krawatten. Der bindet sofort eine davon um.
Meint die Gattin spitz: „So, die andere gefällt dir wohl nicht!“

Lachen und weinen – zwei Seiten ein und derselben Medaille

Haben Sie schon einmal Tränen gelacht?
Dann wissen Sie, wie nahe Lachen und Weinen beieinander liegen, tatsächlich zwei Seiten ein und derselben Medaille sind.

Freude und Schmerz liegen oft nah beieinander

Wie leicht Lachen und Weinen ineinander übergehen können, habe ich soeben wieder einmal erfahren. Die Kehrseite des Lachens hat mich voll erwischt.
An diesem prächtigen Sommertag sitze ich im Garten, beschäftige mich mit dem Phänomen des Lachens und den-

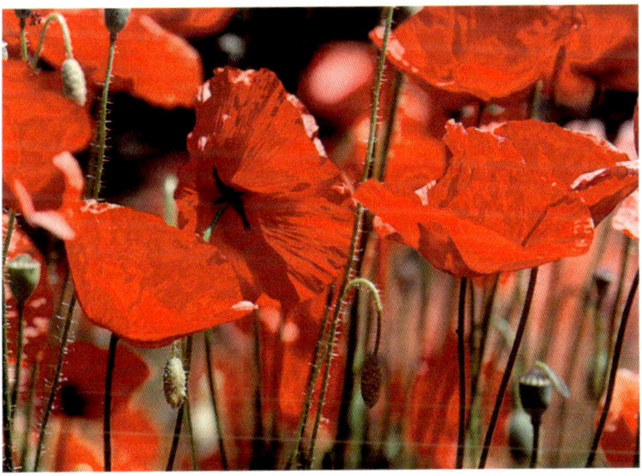

noch stürzen mir plötzlich die Tränen wie glühende Lava aus den Augen. Ich lasse sie fließen. Nicht „nun wein doch nicht so" ist angesagt, sondern „nun weine mal ordentlich". Endlich.

Die Zweige des Kirschbaums über mir biegen sich unter der Fülle der sich zart rosa färbenden Früchte. Die Amseln jubilieren ohrenbetäubend. Rosen und Jasmin duften um die Wette. Die Katerchen streichen liebevoll um meine Beine, die Hunde räkeln sich wohlig in der Nachmittagssonne, ein Bilderbuchhimmel. Ich bin gesund, habe ein trockenes Bett und genug zu essen – alles ist gut so, wie es ist, werden die Erleuchteten nicht müde zu betonen.

Es gibt so vieles, über das wir uns freuen können

Offensichtlich bin ich noch einige Zentimeter entfernt von der Erleuchtung, sonst würde ich nicht so weinen. Einige schlimme Nachrichten sind mir „an die Nieren gegangen". Ich weine um den kleinen Hasen, der unbemerkt in seinem zugigen Käfig krank geworden und gestorben ist, um den aus dem geparkten Auto gestohlenen, im Wald zu Tode gefolterten Hund und die Kinder, die ihn liebten und jetzt trauern, um die Täter, die den Hund erschlagen haben, um den jungen Familienvater, der die Familie ins neue Auto zu einer Spazierfahrt einlud – die drei Töchterchen tot, die Frau schwer, er leicht verletzt im Krankenhaus; ich weine um die jungen israelischen Soldaten, die ins Gefängnis gesperrt werden, wenn sie sich weigern, Palästinenser zu unterdrücken, alle diese Nachrichten prasselten innerhalb einer Stunde auf mich ein, nur weil mir beim Einkaufen die Schlagzeilen der heutigen Tageszeitung ins Auge gesprungen waren. Ich weine und weine, um unser aller Einsamkeit, um den Mangel an Achtsamkeit füreinander und für diese Welt, um all die vertanen, nicht genutzten Chancen zum Glücklichsein, zum Glücklichmachen.

Ursprünglich ausgelöst durch einige traurige, zu Herzen gehende Nachrichten, hat mich plötzlich der große Weltschmerz gepackt.

Eine Bekannte sagte mir, sie ertrage dieses Leben nur dadurch, dass sie hart geworden sei.

Dazu fällt mir ein Spruch ein: „Gott sprach zu den Steinen: ‚Werdet menschlich!' Die Steine antworteten: ‚Wir sind noch nicht hart genug!'"

Die eigene Verletzlichkeit zulassen

Es muss doch möglich sein, dieses Leben zu ertragen, ohne zu versteinern. Ich habe mich dagegen entschieden, hart zu werden und zu versteinern. Ich lasse meine Verletzlichkeit zu, auch um den Preis von Schmerzen. Ich werde das liebevolle Kind in mir nicht umbringen.

Erlauben Sie sich heftige Gefühle.
Leben Sie ein pralles Leben, auch um den Preis von Schmerzen.
Lache Bajazzo – und weine Bajazzo!

„Du kochst wirklich miserabel", sagt der Ehemann zur Ehefrau,
„immer wenn es Essen gibt, schleicht sich unser Hund heimlich in den Garten aus lauter Angst, ich könnte ihm etwas abgeben!"

Anleitung zum Lachen – vom Zen-Mönch Bodhidharma und dem Mystiker Osho

Im Zen-Buddhismus haben lachende Mönche eine lange Tradition. Von dem berühmten Zen-Meister Bodhidharma wird berichtet, er habe, als er erleuchtet wurde, angefangen, unbändig zu lachen – und bis zu seinem Tod nicht mehr damit aufgehört.

Das Lachen als Zeichen der Erleuchtung

Nach dem Grund dieses Gelächters gefragt, soll er geantwortet haben: „Ich lache, weil sich all das, wonach ich ein Leben lang gesucht habe, in mir selbst befindet. Ich war solch ein Idiot, dass

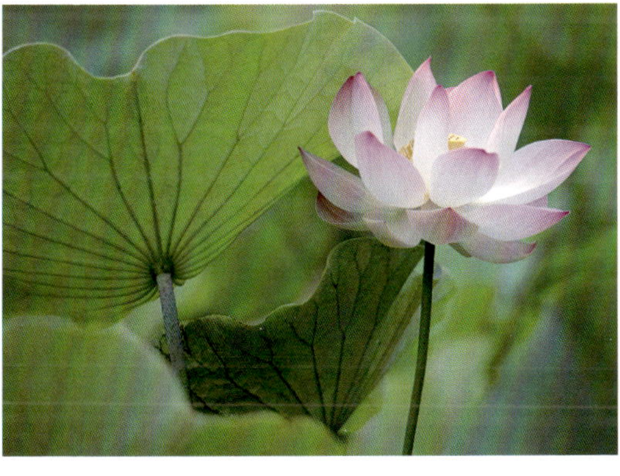

ich immer außerhalb gesucht habe, was schon in mir selbst ist, immer war. Es gab kein anderes Ziel, als mich selbst zu finden. Und wenn ich andere sehe, die genau so suchen, muss ich einfach lachen, über den ganzen Schwachsinn dieser ganzen Sucherei, dieser Sucherei nach Spiritualität.

Ihr könnt sie nicht suchen und ihr könnt sie nicht finden – ihr seid Spiritualität."

Das grundlose Lachen üben

Auch Osho, der sich häufig auf den Zen-Buddhismus bezieht, schlägt vor, dass wir das grundlose Lachen üben, weil es tiefer geht. Manch einer hat damit, wie gesagt, anfangs Schwierigkeiten, weil wir gewohnt sind, nur über bestimmte Situationen oder Witze zu lachen.

In dem Buch „The great Nothing" gibt Osho uns Schützenhilfe, wie wir es anstellen können, grundlos zu lachen.

„Wenn du lachst, lache durch deinen ganzen Körper hindurch – das ist der Punkt, den es zu verstehen gilt. Du kannst mit den Lippen lachen, du kannst mit der Kehle lachen, das wird nicht sehr tief gehen.

Also setz dich auf den Boden, mitten im Raum und fühle dich, als ob das Lachen von deiner Fußsohle kommt.

Zuerst schließe deine Augen und fühle dann, wie Wellen des Lachens aus deinen Füßen kommen. Mm? Sie sind sehr subtil.

Dann kommen sie zum Bauch und werden mehr und mehr sichtbar, der Bauch beginnt zu beben und zu zittern.

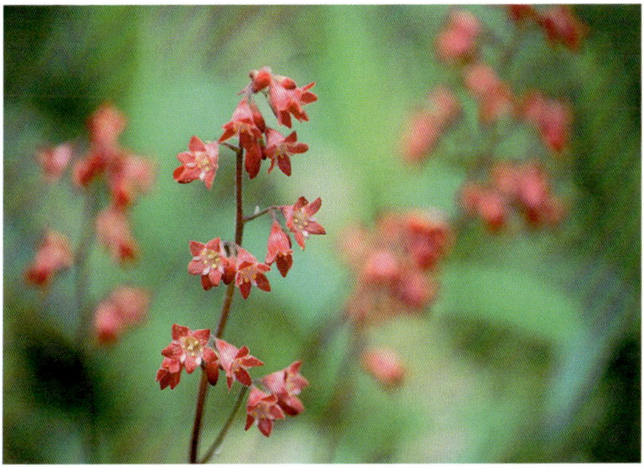

Bringe es dann zum Herzen, dann fühlt sich das Herz so erfüllt. Dann bringe es zur Kehle und dann zu den Lippen. Du kannst nur mit den Lippen und mit der Kehle lachen, du kannst Geräusche machen, die sich wie Lachen anhören, aber da wird nichts sein und es wird nicht viel helfen. Es wird wieder nur ein mechanischer Akt sein.

Wenn du anfängst zu lachen, stell dir vor, wie du als kleines Kind warst. Wenn kleine Kinder lachen, dann fangen sie an, sich auf dem Boden zu rollen. Wenn du dich danach fühlst, fang an zu rollen. Um was es hier geht, ist, sich total (in das Lachen) hineinzubegeben. Und wenn das anfängt, wirst du es wissen.

Sich total in das Lachen hineinbegeben

Für zwei oder drei Tage mag es sein, dass du nicht fühlst, ob es passiert oder nicht, aber es wird passieren. Aber bringe es aus

den tiefsten Wurzeln – so wie eine Blüte zum Baum kommt: Sie reist aus den tiefsten Wurzeln an. Nach und nach kommt sie nach oben. Du kannst sie nirgendwo sonst sehen. Erst wenn sie oben ankommt und oben aufblüht, kannst du sie sehen. Aber sie kommt von den Wurzeln, aus dem tiefsten Untergrund. Sie ist lange aus der Tiefe gereist.
Genau so. Das Lachen sollte bei den Füßen beginnen und sich dann aufwärts bewegen. Erlaube dem ganzen Körper, davon geschüttelt zu werden. Fühle die vibrierende Schwingung und kooperiere mit dieser Schwingung. Bleibe nicht steif – entspanne dich. Sogar wenn du am Anfang etwas übertreibst, wird das hilfreich sein. Wenn du fühlst, dass sich die Hand schüttelt, hilf ihr, sich noch mehr zu schütteln, sodass die Energie beginnt, sich in Wellen auszubreiten, zu strömen. Dann fang an, zu rollen und zu lachen.

Zehn Minuten lachen am Abend

Dies ist für die Nacht, bevor du schlafen gehst. Nur zehn Minuten werden reichen und dann schlaf ein. Und wieder am Morgen, das Erste – du kannst es im Bett machen. Also das Letzte am Abend und das Erste am Morgen. Das Abend-Gelächter wird eine Weiche stellen in deinen Schlaf. Deine Träume werden fröhlicher werden, ausgelassener, und sie werden deinem Morgen-Gelächter helfen; sie werden den Hintergrund schaffen. Das Morgen-Gelächter wird die Weichen für den ganzen Tag stellen. Was immer du am

Morgen tust – das Erste, was auch immer es ist, es stellt die Weichen für den ganzen Tag.
Den ganzen Tag, wann immer sich eine Gelegenheit ergibt – verpasse sie nicht, lache.
Mach das zehn Tage lang, und dann schau, wie die Dinge laufen."

Lachen, wann immer sich die Gelegenheit bietet

(Osho: „Lachen als Meditation", aus: „The Great Nothing", Kapitel 3, Deutsch von Shantena, Juni 2001. Mit freundlicher Genehmigung von Osho International www.osho.com)

Zwei Frauen unter sich.
„Stell dir vor, ich habe eine Neurose bekommen!“
„Na freu dich doch! Mein Mann schenkt mir schon seit zwanzig Jahren keine Blumen mehr!“

Ein Mann fragt einen anderen:
„Entschuldigung, ist das da oben der Mond?“
Darauf der andere:
„Keine Ahnung, ich bin nicht von hier.“

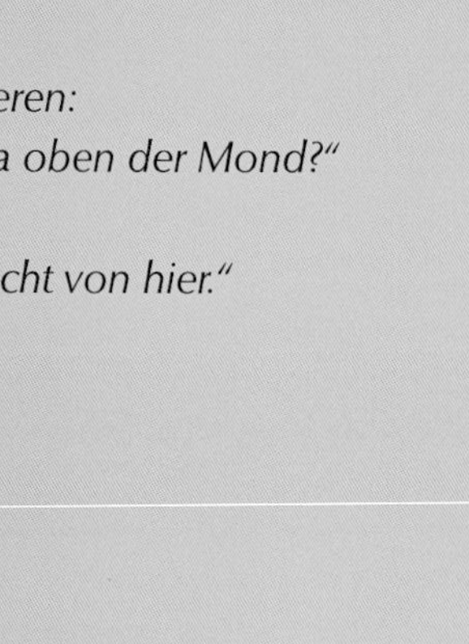

Was tun, wenn einem das Lachen vergangen ist?

Ein Witz bringt immer Entspannung

Nach meinen Vorträgen, ob zu den Themen gesunde Ernährung, Verbraucher- oder Tierschutz, frage ich das Publikum gern: „Wollen wir zum Abschluss eine Lachmeditation versuchen?" Ein vielstimmiges begeistertes „Ja" ist jedes Mal die Antwort und gewaltiges Gelächter garantiert, wenn ich folgende wahre Geschichte zum Besten gebe, die mir der Schauspieler Gustav Knuth von seinen lieben Kinderchen erzählt hat:

Liebling der Familie Knuth war eine Katze namens Kathi.
Eines Tages wurde Kathi überfahren. Gustav Knuth war gerade nicht zu Hause, als seine Frau vorsichtig versuchte, den Kindern die schreckliche Nachricht mitzuteilen: „Kathi ist überfahren worden, Kathi ist tot!"
Frau Knuth wunderte sich: Die Kinder reagierten überhaupt nicht, spielten ohne die geringste Gemütsbewegung seelenruhig weiter!
Beim Mittagessen dann fragte eines der Kinder: „Wo ist denn Kathi?"

„Ich habe es euch doch gesagt", antwortete Frau Knuth, „Kathi ist überfahren worden! Sie ist tot!"
Darauf brachen alle Kinder in großes Geheul aus: „Ach wir haben gedacht, Vati ist überfahren worden, Vati ist tot!"

Humor ist, wenn man trotzdem lacht! Auch und besonders über sich selbst.

Eine Einstiegshilfe zum Lachen können die Laute Hihihihohoho sein, so lange wiederholt, bis sie automatisch in ein echtes Lachen wie das herzliche Hahahahahaha–Lachen übergehen, vielleicht sogar gesteigert durch das Löwenlachen, bei dem Sie einfach die Zunge herausstrecken, als ob Sie fauchen wie ein wilder Löwe.

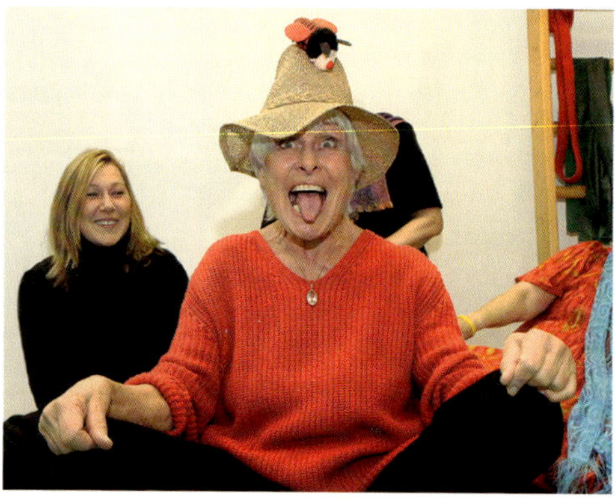

Seien Sie albern! Je meschuggener und ausgeflippter es klingt, desto besser.
Neigen Sie zum Perfektionismus, schauen Sie lieber nicht, wie die anderen lachen, sonst bekommen Sie womöglich neue Komplexe. Dann empfiehlt es sich, einfach die Augen zu schließen.

Hihihi und Hahaha

Hihihi und Hahaha, mit diesen wahrhaft internationalen Urlauten lacht die ganze Welt rund um den Globus. Also sollte es doch auch nördlich und südlich des Weißwurstäquators funktionieren!

Manchmal hilft auch ein Witz.
Wie wäre es mit diesem:
Im Restaurant. Ein Gast bestellt Fisch. Ein zweiter Gast zum Ober: „Für mich bitte auch Fisch, aber frisch!"
Ruft der Ober in die Küche: „Zweimal Fisch, der eine will ihn frisch!"
Diese Begebenheit soll sogar wahr sein: Zwei betagte Schauspielerinnen sitzen im Cafe. Die eine sieht schlecht, die andere hört schlecht. Sagt die erste zur zweiten: „Wenn du mir sagst, wer reinkommt, sag ich dir, was sie reden!"
Oder noch ein wie ich finde sehr typischer Schauspielerwitz: Der Schauspieler: „Entschuldigen Sie, ich rede die ganze Zeit von mir. Reden wir mal von Ihnen. Wie fanden Sie mich in meiner letzten Rolle?"

Der Delinquent auf dem Gang zur Hinrichtung:
„Na diese Woche fängt ja gut an!“

„Wie geht's?“, fragt der Blinde den Lahmen.
„Wie Sie sehen!“, antwortet der Lahme dem Blinden.

Mystic Rose – die Drei-Wochen-Meditation

Die Mystic Rose („Mystische Rose") ist eine der schönsten Therapien, die Osho, den ich für einen der größten Therapeuten des letzten Jahrhunderts halte, geschaffen hat. Sie dauert drei Wochen und besteht aus ebenso vielen Teilen.

Die Mystic Rose besteht aus drei Teilen

In der ersten Woche wird jeden Tag drei Stunden gelacht, in der zweiten Woche täglich drei Stunden geweint, in der dritten

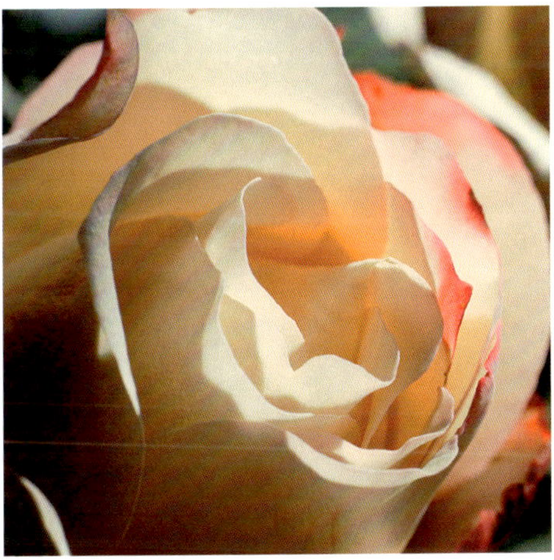

Woche bin ich „watcher on the hill“, der reine Beobachter. Ich beobachte nur, mit einer gewissen Distanz, was sich in mir und um mich herum so abspielt, ohne irgendetwas in irgendeiner Form zu beurteilen, ohne mich mit dem, was in mir hochkommt, näher zu beschäftigen. Ich nehme wahr – und lasse los.
Der Name Mystic Rose geht auf eine Episode um Buddha zurück. Buddha soll, kurz bevor er seinen Körper verließ, in der Runde seiner Jünger gesessen haben, schweigend, eine rote Rose in der Hand. Die Jünger werden bereits nervös: Was ist los, warum sagt der Meister nichts?

Der Buddha und die lachenden Mönche

Einer hockt wie gewöhnlich abseits unter einem Baum, er redet nie. Plötzlich aber fängt dieser an zu lachen. Alle sind entsetzt. Buddha jedoch überreicht dem Lachenden die rote Rose mit der Aufforderung: „Geh hinaus in die Welt und lache, verbreite meine Lehre!“
Seither ziehen in allen asiatischen Ländern lachende Mönche durch die Welt, die grundlos lachen und damit die Menschen erheitern.

Ich habe die Mystic Rose zwei Mal mitgemacht, zuerst als Teilnehmerin, dann als zukünftige Trainerin, bin also autorisiert, diese wundervolle Meditation jetzt „unter die Leute zu bringen“. Osho geht davon aus, dass wir im Laufe unseres Lebens so viel Lachen unterdrückt haben und so viele Tränen, dass wir von einem regelrechten Panzer von Verhärtungen umgeben sind. Diesen Panzer gilt es aufzubrechen. Dabei werden oft so starke Emotionen freigesetzt, dass es sich empfiehlt, diese Meditation nicht allein, sondern in einer Gruppe unter professioneller Anleitung zu machen, in einer geschützten Runde liebevoll begleitet (Adressen im Anhang).

Liebevoll begleitet in einer Gruppe

Ich kann mich natürlich auch zu Hause auf die Matte setzen, versuchen zu lachen, und dann sehen, was passiert. Die Erfahrung zeigt aber, wie schwierig es ist, täglich drei Stunden allein zu lachen, geschweige denn zu weinen.

Die Woche des Lachens

In meinem indischen Tagebuch habe ich über die Woche des Lachens notiert:

In den beiden ersten Tagen konnte ich überhaupt nicht lachen. Wurde am zweiten Tag sogar so wütend, dass ich aufhören wollte. Ich war zu sehr im Kopf. Der Verstand fuhrwerkte dazwischen: „Was soll dieser Blödsinn!" Denjenigen, die auch Probleme mit dem Lachen haben, helfen Oshos Ratschläge: „Sei verrückt, so verrückt wie möglich. Lache ohne Grund, experimentiere mit dem Lachen, brabble wirres Zeug, finde dein inneres Kind, kreiere Lachenergie. Welche Emotionen auch immer kommen, transformiere sie in Lachen."

Der zerstreute Professor trifft einen alten Freund und fragt: „Und wie geht es der Frau Gemahlin?"

Der andere antwortet: „Meine Frau ist doch schon seit Jahren tot!"

Darauf der Professor: „Soso! Und – immer noch auf demselben Friedhof?"

Am dritten Tag konnte ich dann so lachen, wie ich es nie für möglich gehalten hätte: Ich brüllte vor Lachen, musste nach Luft schnappen, musste mir den Bauch halten und war nur noch Lachen.
Wer lacht, hört auf zu denken. Der Verstand kommt zur Ruhe. Endlich.

Die Woche des Weinens

Auf die Woche des Lachens folgt die Woche der Tränen. Wir versuchen in dieser Zeit, tief in unseren Schmerz hineinzugehen, so tief wie möglich, und ihn in Tränen zu transformieren.

Den Schmerz transformieren

Die Fenster waren dunkel verhängt, Trauermusik. Das „Adagio" von Albinoni, das „Ave Maria" von Bach – kaum saß ich auf meiner Matte, stürzten mir schon die Tränen aus den Augen, waren um mich herum die ersten Schluchzer zu hören. Neben jeder Matte eine Schachtel mit Kleenex zum Tränentrocknen und eine Plastiktüte, um die nass geweinten Taschentücher hineinzustopfen. Mit der Musik schwoll unser Geheul zum infernalischen Crescendo an – im Fegefeuer kann es kaum wüster zugehen.
Manchmal lagen wir nur noch da wie Kinder, die sich in den Schlaf geweint haben – 49 Menschlein aus 19 Nationen, Russen, Koreaner, Japaner, Chinesen, Europäer, Amerikaner, eine Wahnsinnsmischung.

Die drei Stunden waren für mich fast zu wenig. Ich weinte und weinte, um meinen Vater, der irgendwo in einem Massengrab verscharrt liegt, um meine Mutter, der ich bei ihrem Sterben an Krebs nicht beistehen konnte, um die Kinder, die ich mir gewünscht, aber nicht bekommen habe, um den kleinen toten Bruder, den ich, vier Wochen alt, in seinem winzigen Sarg liegen sah – ich brüllte über all die Verletzungen, die ich meinen Geliebten zugefügt habe und sie mir, ich schluchze, weil ich nie einen tantrischen Liebhaber hatte, und haute auf mein Kissen, weil ich es plötzlich doch traurig fand, alt zu werden …

Über alle Verletzungen weinen

Am vierten Tag war ich leer geweint. Dachte ich! Minutenlang stand ich, still mein Kissen in den Armen wiegend, tränenlos – als mich eine zierliche Koreanerin, die ich besonders ins Herz geschlossen hatte, umarmte. Nun heulten wir beide los, aneinandergeklammert, ihre Tränen liefen mir den Hals hinunter, meine Tränen über ihr Gesicht. Nachdem meine privaten Kümmernisse offenbar abgehakt waren, brach der große kollektive Schmerz aus – ich weinte um die Kinder, die durch Minen ihre Gliedmaßen verlieren, um die Großmutter, die während des Golfkrieges ihre tote Enkelin durch den Schnee schleppte, um die Soldaten, die immer wieder in Kriege hineingepeitscht werden – go on digging, go on digging, grabe weiter, geh hinein in den Schmerz, immer tiefer, mach ihn bewusst und transformiere ihn in Tränen …

Nach den privaten Kümmernissen folgte der kollektive Schmerz

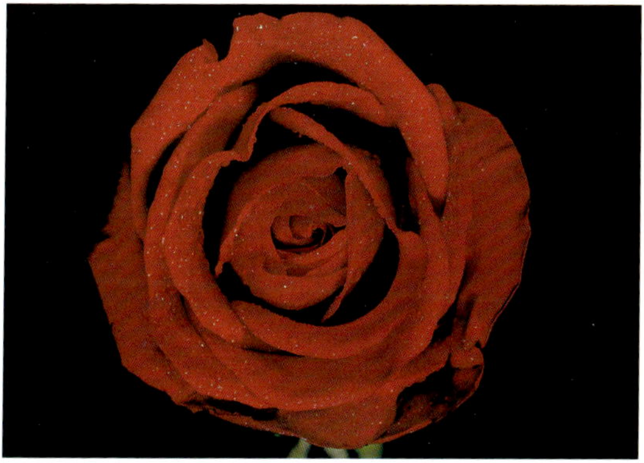

Hinweis: Wir sollen viel Wasser trinken, weil sich während des Prozesses eine Menge Gifte lösen, die weggespült werden müssen.

Die Woche der Achtsamkeit

Beobachter auf dem Hügel sein. Einfach sitzen und den „inneren Film" anschauen. Osho sagt, dass es drei Schlüssel zur Meditation gibt: Entspannung, Achtsamkeit (oder Beobachter-Sein) und Akzeptanz, eine Haltung, die nicht urteilt.

Gedanken, Gefühle, Körperbewegungen, Geräusche von draußen – alles nehme ich wahr und beobachte, absolut distanziert – als ob ein Fluss vorbeifließt, alles Mögliche schwimmt vorbei, eine Blume, ein Stück Holz, ein totes Tier – ich nehme wahr, beobachte – und lasse los. Nichts tun. Nur sitzen und loslassen.

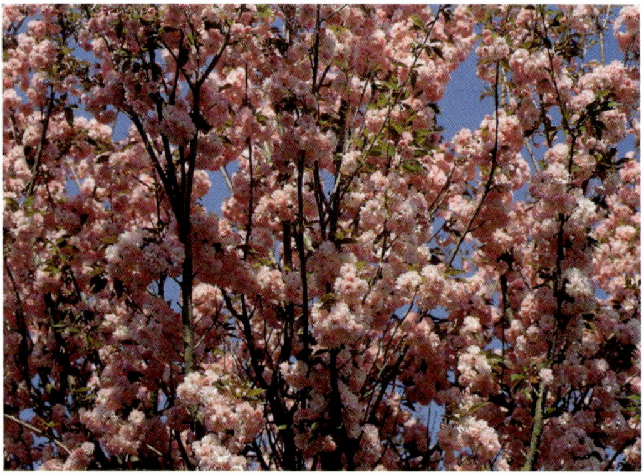

„Und wozu das ganze Theater?", wird mancher sich vielleicht fragen – was habe ich davon im Alltag?

Lösung aller Traumata

Das wird für jeden etwas anderes sein. Was mich betrifft, so verdanke ich der Mystic Rose neben der Lösung und Bewältigung alter Traumata auch den Abschied von Verhaltensmustern, die mir Erziehung, Religion und Gesellschaft überstülpten und die mich hinderten, ich selbst zu sein.
Die überempfindliche, nervöse, ängstliche und scheue Erwachsene mit Berührungsängsten ist heute wieder so angstfrei, mutig, tapfer, unbestechlich, lebensfroh und lebenstüchtig und damit so glücklich, wie sie als Kind war.
Dafür lohnt es sich doch, drei Wochen zu „opfern", oder?
Und noch etwas: Ich kann heute, was früher undenkbar gewesen wäre, einen wildfremden Menschen in den Arm nehmen,

wenn dieser Mensch signalisiert, dass er es braucht und auch möchte, um mit ihm gemeinsam zu lachen oder auch zu weinen, und sei es mitten im feinsten Restaurant oder in der U-Bahn.

Alle Menschen haben etwas zu beweinen. Versuchen Sie, Ihre verdrängten Verletzungen an die Oberfläche zurückzuholen und durch Lachen, Weinen, Beobachten und Loslassen zu heilen. Es müssen ja nicht gleich drei Wochen lang täglich drei Stunden sein.

Ein Ehepaar kommt zum Scheidungsrichter,
er ist 96 Jahre alt, sie 90.
Der Richter erstaunt: „Und das fällt Ihnen jetzt ein,
dass Sie sich scheiden lassen wollen?“
Darauf beide wie aus einem Munde:
„Nein, das wollen wir schon seit 50 Jahren,
aber wir wollten warten,
bis die Kinder tot sind!“

Lachtipps für den Alltag

Lebensfreude in den Alltag integrieren

Es geht hier nicht um das berühmte positive Denken. Dass diese viel strapazierte Methode durchaus nicht immer angebracht ist, hat anlässlich einer Veranstaltung die Management-Trainerin Vera F. Birkenbihl mit einem amüsanten Beispiel geschildert: Angenommen, ein Pilot will sein Flugzeug starten, in dem Moment leuchtet die rote Warnlampe

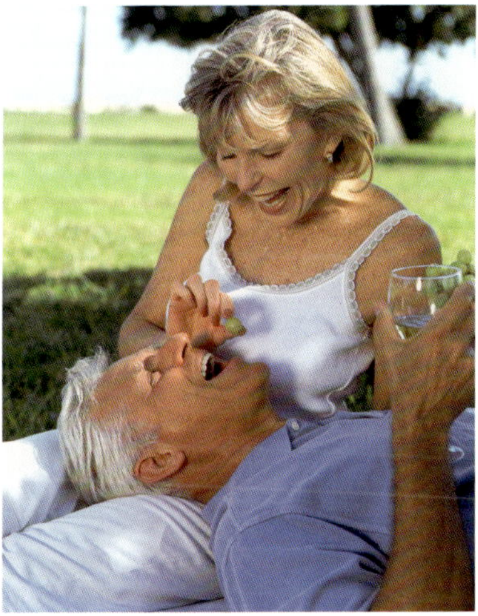

auf. Dann nützt es nichts, wenn er sich einredet: „Ach was, einfach positiv denken" und losfliegt – sondern dann lässt er besser vorher den Schaden reparieren.

Hier die Tipps und Tricks, die mir im Alltag helfen, einigermaßen lachend (manchmal auch weinend) dieses schwierige Leben zu meistern.

:) Morgens im Bett geht's schon los. Habe ich gut geschlafen (was selten ist, weil ich mir ständig einen Haufen menschlicher und tierlicher Probleme aufhalse), bedanke ich mich dafür. Habe ich schlecht geschlafen, sage ich mir: Das versuche ich am Wochenende nachzuholen.
Packt mich die Panik, die vielfältigen Aufgaben des Tages nicht zu schaffen (kommt häufig vor), aber auch grundsätzlich, gehe ich folgendermaßen vor:

Strecken wie ein Katerchen

Räkel und strecke mich wie mein Katerchen in alle Himmelsrichtungen. Stelle mir vor, dass ich meinen Atem hinein in jede Finger-, Zehen- und Haarspitze schicke. Und dann fange ich schon vorsichtig an zu glucksen, was sich noch nicht wie ein Lachen anhört, sondern eher wie ein zartes Hähähähähä (bei offenem Mund) oder ähnlich dem Meckern einer Ziege (bei geschlossenem Mund). Darüber muss ich nun wirklich lachen. Ich kann noch so traurig oder sauer sein, der geschilderte Prozess setzt sich in Gang, die

Rundum *gesund*

Die erfolgreichen Gesundheits- und Wellness-Ratgeber

ERNÄHRUNG

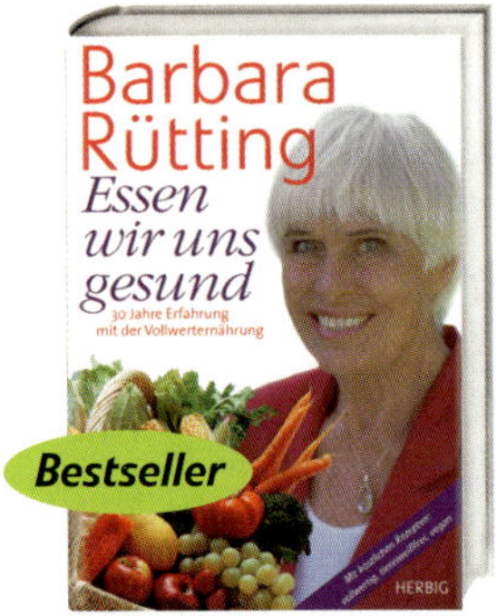

Barbara Rütting
Essen wir uns gesund
Die Bestsellerautorin macht Lust auf vollwertiges Essen.
320 S., ISBN 3-7766-2293-8
€ D 24,90 • € A 25,60 • CHF 43,70

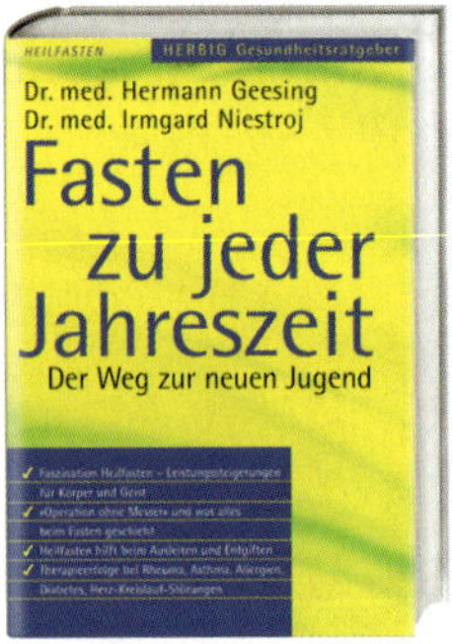

Hermann Geesing
Irmgard Niestroj
Fasten zu jeder Jahreszeit
Gesund abnehmen und Krankheiten vorbeugen mit der richtigen Fastenkur.
224 Seiten, ISBN 3-7766-2406-X
€ D 14,90 • € A 15,40 • CHF 26,80

Walter Hartenbach
Die Cholesterin-Lüge
Der erfahrene Mediziner räumt mit den größten Cholesterin-Lügen auf.
160 Seiten, ISBN 3-7766-2277-6
€ D 14,90 • € A 15,40 • CHF 26,80

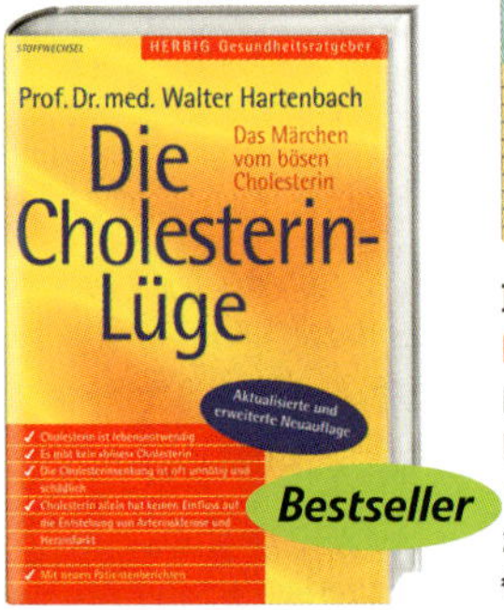

Michaela Axt-Gadermann
Peter Axt: Skin Food
Die Dr. Axt-Methode: Anti-Aging für die Haut durch richtige Ernährung.
ca. 220 Seiten ISBN 3-7766-2466-3
ca. € D 19,90 • ca. € A 20,50
ca. CHF 34,90

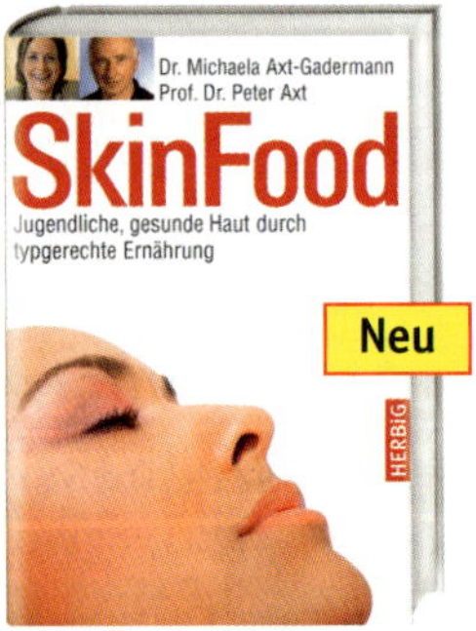

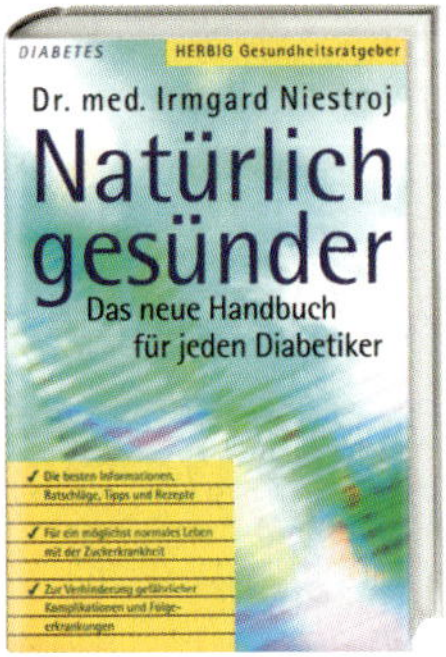

Irmgard Niestroj
Natürlich gesünder
Kompetentes Diabetiker-Handbuch mit vielen nützlichen Tipps und Rezepten.
296 Seiten, ISBN 3-7766-2432-9
€ D 17,50 • € A 18,- • CHF 31,10

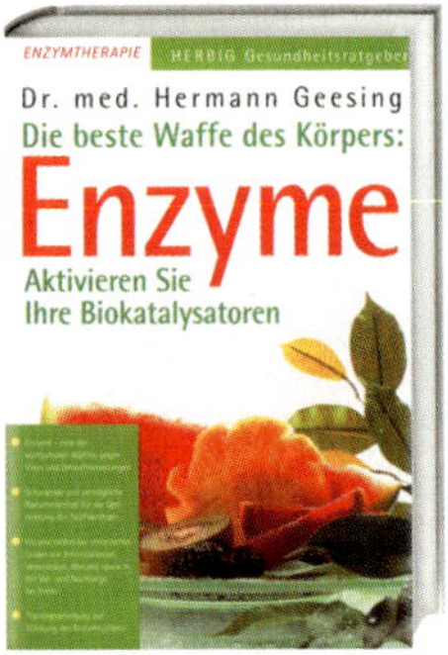

Hermann Geesing
Enzyme
Wie Enzyme wirken und bei Gesundheitsstörungen richtig angewendet werden.
168 Seiten, ISBN 3-7766-2285-7
€ D 14,90 • € A 15,40 • CHF 26,80

YOGA

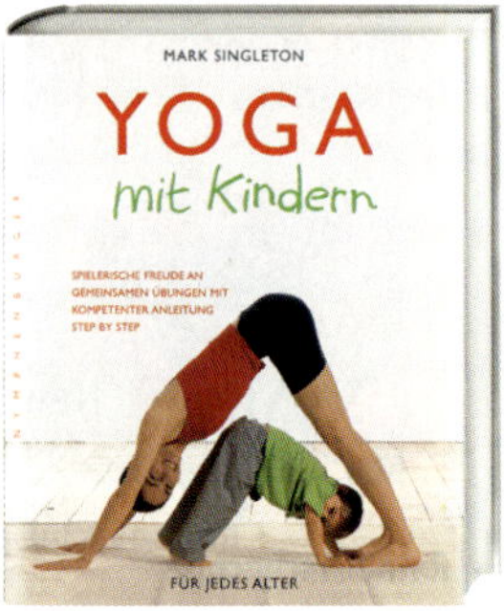

Mark Singleton
Yoga mit Kindern
Spielerische Freude für Eltern und Kinder mit 40 speziell ausgesuchten Yogapositionen.
144 S., 200 farbige Fotos,
ISBN 3-485-01001-4, € D 19,90
€ A 20,50 • CHF 34,90

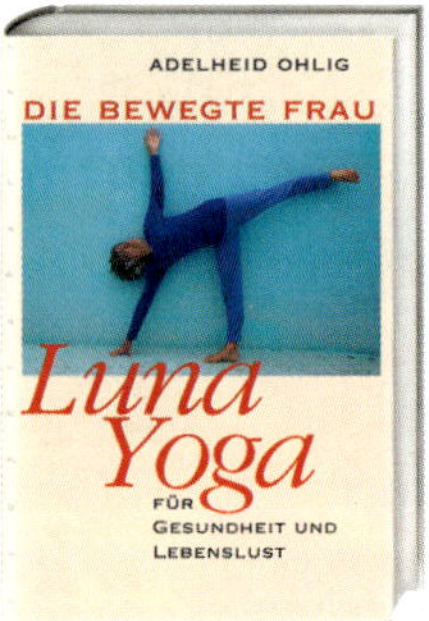

Adelheid Ohlig
Die bewegte Frau
Yoga speziell für Frauen:
So wecken Sie Ihre Lebenslust und stärken Ihre Gesundheit.
296 Seiten, ISBN 3-485-01030-8
€ D 19,90 •€ A 20,50 • CHF 34,90

Silke Jenni
Yoga für Schwangere
Diese sanften Übungen sorgen für mehr Wohlbefinden in der Schwangerschaft.
64 Seiten, 3-485-01032-4
€ D 9,90 • € A 10,20 • CHF 18,10

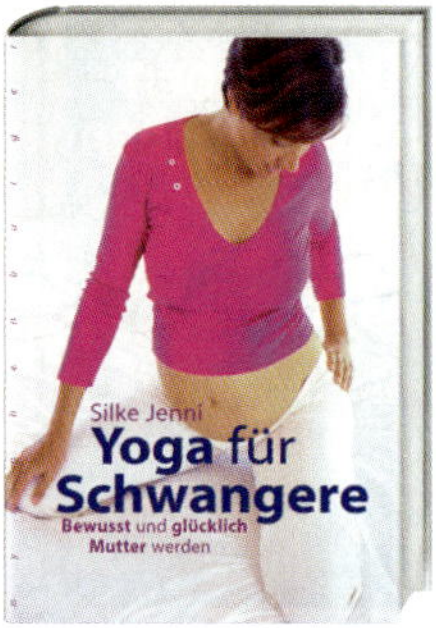

Gisela Mühlhans
Brigitte Bösken
Qigong-Yoga
Mit Qigong-Yoga aktivieren Sie Ihre energetischen Kräfte und erlangen innere Harmonie, Schönheit und Gesundheit.
176 Seiten, ISBN 3-7766-2353-5
€ D 17,90 • € A 18,40 • CHF 31,70

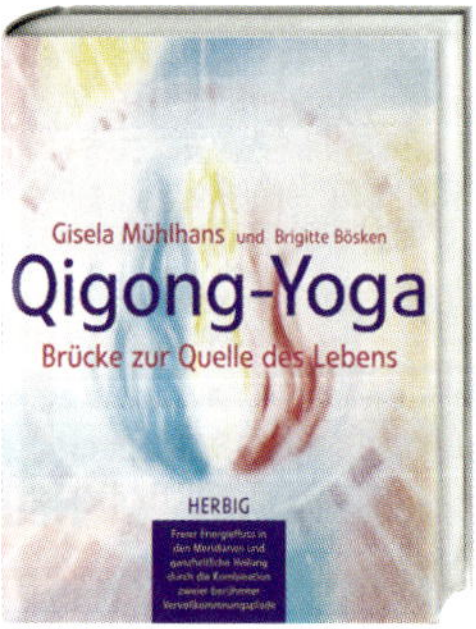

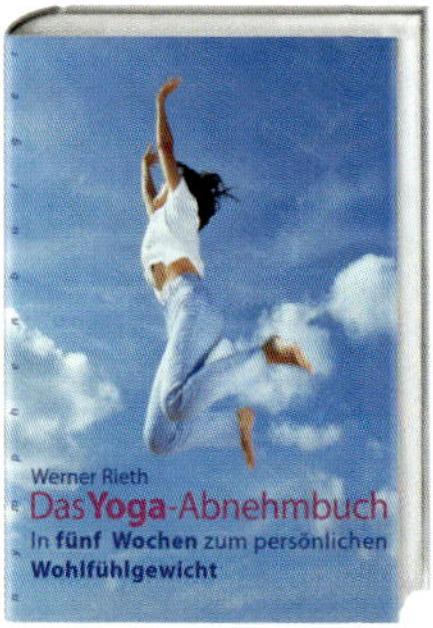

Werner Rieth
Das Yoga-Abnehmbuch
Ohne Diät und Jojo-Effekt: Erreichen Sie Ihr Wohlfühlgewicht.
64 Seiten, ISBN 3-485-00966-0
€ D 9,90 • € A 10,20 • CHF 18,10

ALTERNATIVE HEILMETHODEN

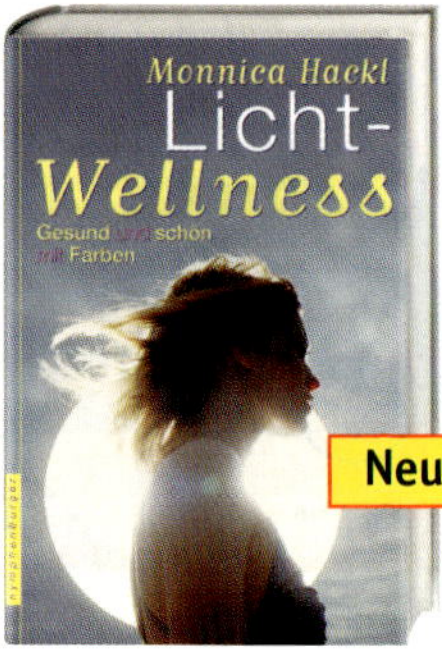

Neu

Monnika Hackl
Lichtwellness
Praktischer Ratgeber zur Lichttherapie mit vielen Tipps.
200 Seiten, ISBN 3-485-01079-0
ca. € D 19,90 • ca. € A 20,50
ca. CHF 34,90

Inka Jochum
Nie mehr müde
Aktivieren Sie mit Stillem Qi Gong Ihre Lebensenergie.
64 Seiten, zahlr. farbige Fotos,
ISBN 3-485-00896-6
€ D 9,90 • € A 10,20 • CHF 18,10

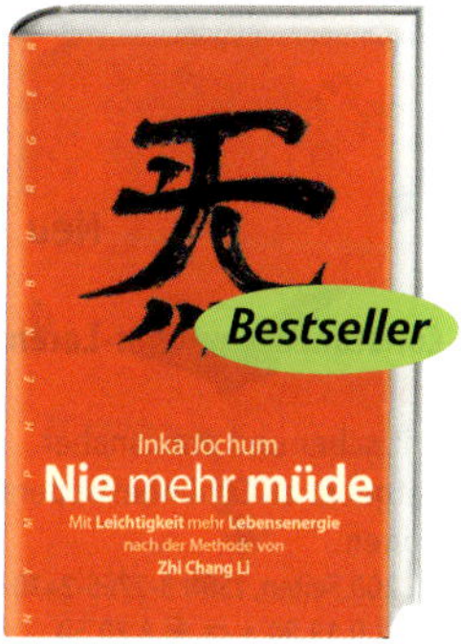

Inka Jochum
Neue Lebensenergie
Die 5 Hauptübungen des »Stillen Qi Gong« nach Meister Li Zhi-Chang
64 Seiten, ISBN 3-485-01048-0
€ D 9,90 • € A 10,20 • CHF 18,10

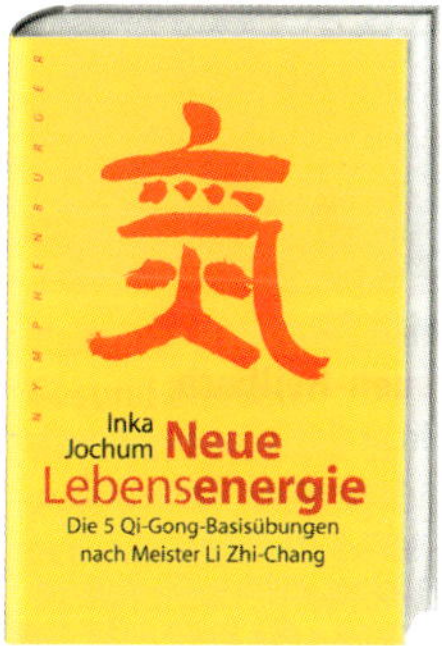

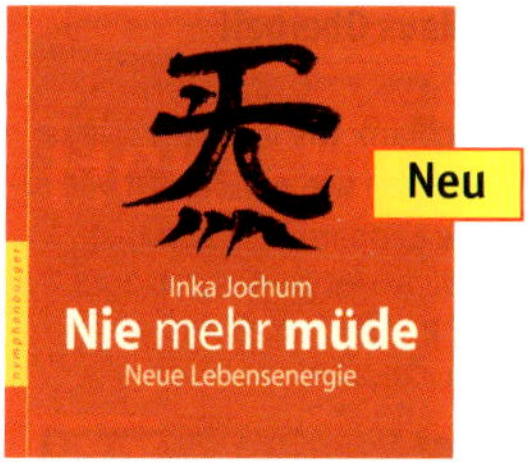

Inka Jochum
Nie mehr müde/ Neue Lebensenergie (CD)
Der Bestseller als Hörbuch! Vitalisierende Basisübungen aus dem »Stillen Qi Gong«.
1 CD, ca. 75 Min.
ISBN 3-485-04200-5
ca. € D 14,90 • ca. € A 15,40
ca. CHF 28,20

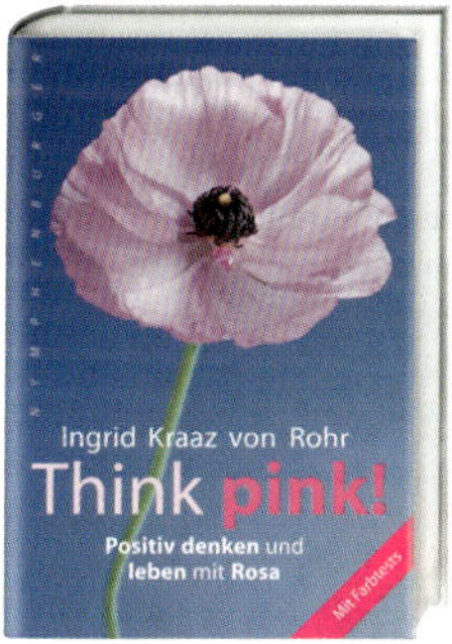

Ingrid Kraaz von Rohr
Think pink!
Praktische Farbtherapie für einen liebevollen Umgang mit sich selbst und anderen.
64 Seiten, ISBN 3-485-01047-2
€ D 9,90 • € A 10,20
CHF 18,10

Susi Rieth
Körperreise
25 Übungen, die den Körper optimal mit Energie versorgen.
ca. 160 Seiten, ISBN 3-485-01080-4 ca.
€ D 16,90 • ca. € A 17,40
ca. CHF 29,90

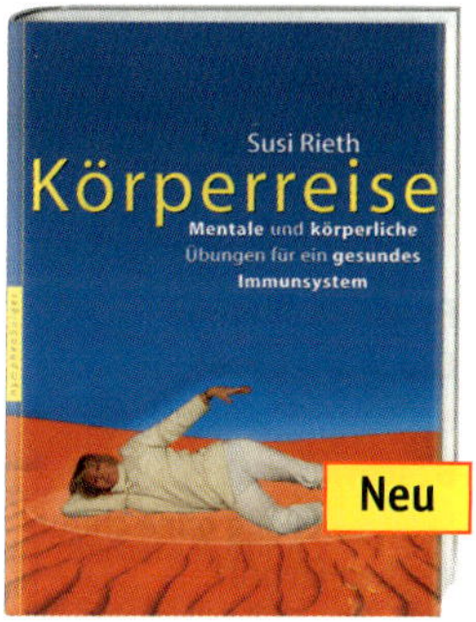

HERBIG HAUSAPOTHEKE

Dagmar Braunschweig-Pauli
38 Heilsteine für ein gesundes Leben
Die richtige Anwendung von Edelsteinen.
224 Seiten, ISBN 3-7766-2435-3
€ D 14,90 • € A 15,40 • CHF 26,80

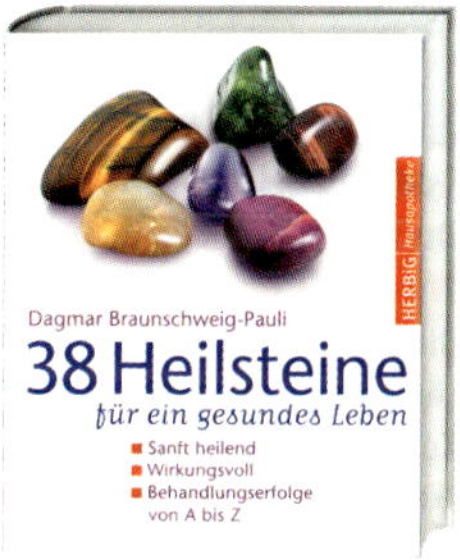

Ellen Heidböhmer
Gesund mit Ingwer
Hilfreiche Rezepte und Anwendungen der heilenden Wurzel.
ca. 200 Seiten, ISBN 3-7766-2467-1
ca. € D 14,90 • € A 15,40
CHF 26,80

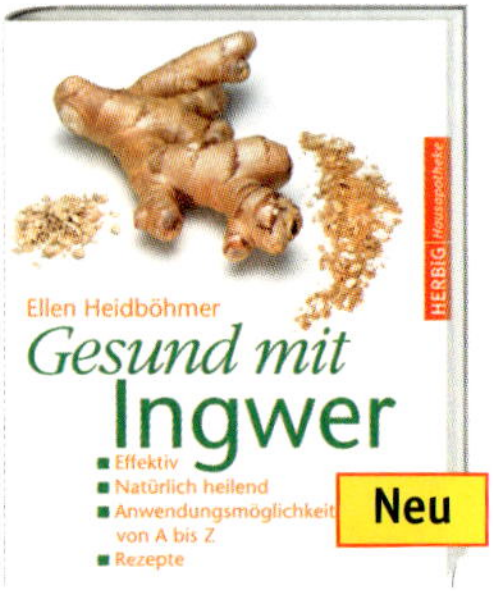

Berndt und Heidrun Rieger
Der Schüßler-Salze-Stufenplan für Ihr Kind
Von Ärzten empfohlen: Schüßler-Salze, die Kinder wirklich brauchen.
192 Seiten, ISBN 3-7766-2449-3
€ D 14,90 • € A 15,40
CHF 26,80

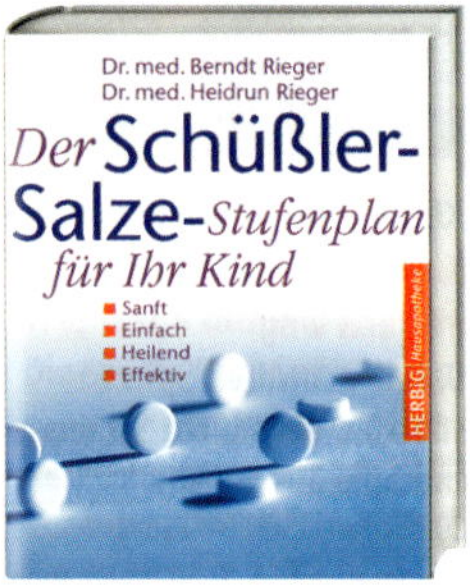

JIN SHIN JYUTSU

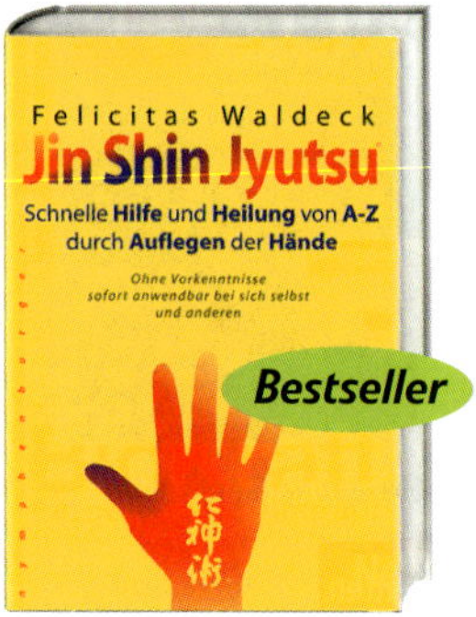

Felicitas Waldeck
Jin Shin Jyutsu
Durch gezieltes Auflegen der Hände am Körper stärken Sie die Lebensenergie und aktivieren ihre Selbstheilungskräfte.
192 S., Fotos, ISBN 3-485-00909-1
€ D 17,90 • € A 18,40 • CHF 31,70

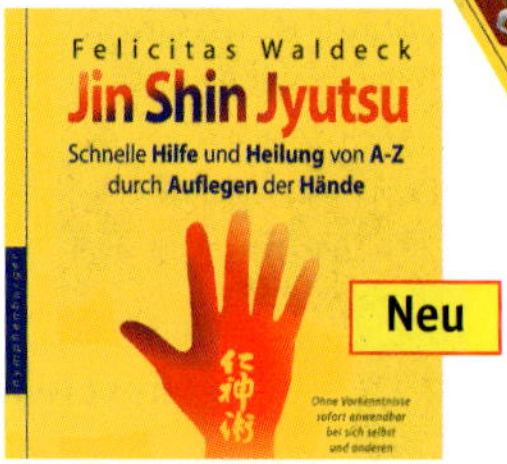

Felicitas Waldeck
Jin Shin Jyutsu (CD)
Der Bestseller auch als Hörbuch!
1 CD, ca. 75 Min.
ISBN 3-485-04201-3
ca. € D 14,90 • ca. € A 15,40
ca. CHF 28,20

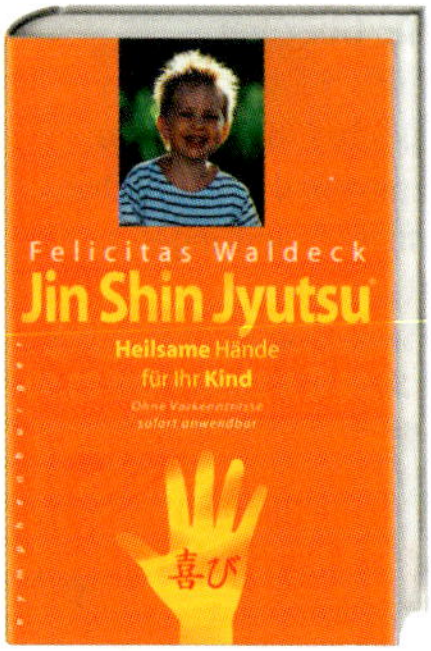

Felicitas Waldeck
Jin Shin Jyutsu - Heilsame Hände für Ihr Kind
Fieber, Bauchweh, Hyperaktivität: Schnelle Hilfe für Ihr Kind – ohne Nebenwirkungen.
112 S. Fotos, ISBN 3-485-00994-6
€ D 16,90 • € A 17,40 • CHF 30,10

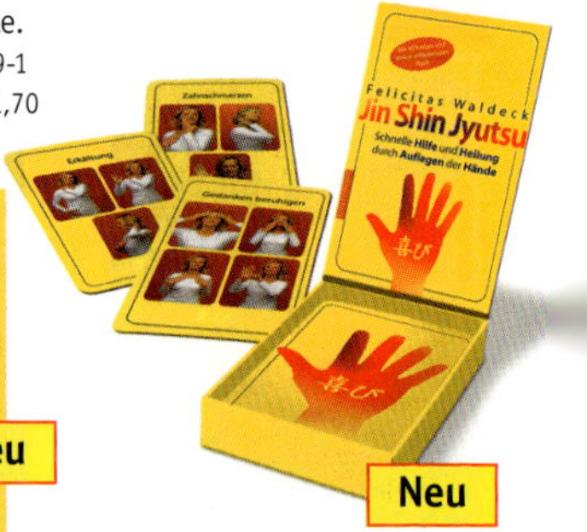

Felicitas Waldeck
Jin Shin Jyutsu – Die Heilbox
Das Kartenset: Ideal für die Reise oder fürs Büro.
40 Karten, Begleitbuch
ISBN 3-485-01068-5
ca. € D 14,90 • ca. € A 15,40
ca. CHF 26,80

Mundwinkel gehen nach oben, Glückshormone werden ausgeschüttet.
Die Probleme, die mich ängstigen, sind doch eine wunderbare Aufgabe, die es zu bewältigen gilt! Also los Menschenskind, pack sie an!
Ich werde diesen Tag schaffen, zur Freude für mich und für andere! Dieser Tag wird mein Tag, mein bester Tag!
Die Steine, die sich als Hindernis vor mir auftürmen, werde ich aus dem Weg schaffen und damit ein Haus bauen!

Dies ist mein bester Tag

Es gelingt, wetten dass?
Carpe diem!

Ein Mann bemerkt am Finger seines Freundes, der längere Zeit abwesend war und als Lebemann gilt, einen Trauring.

„Was, du hast geheiratet?, fragt er.

„Ja“, sagt der andere, „trauring, aber wahr!“

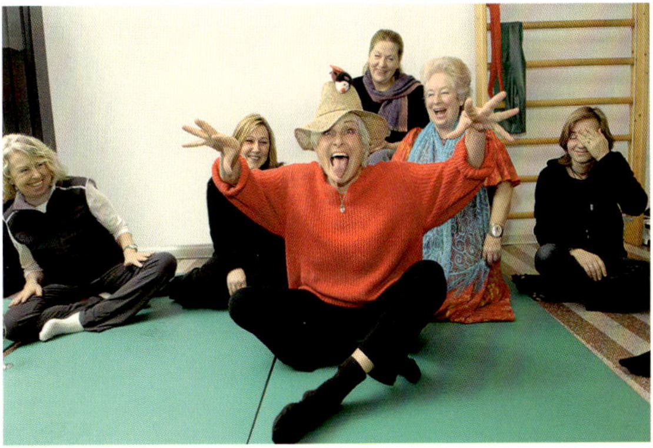

Noch ein paar Tricks

◡̈ Schalten Sie den Verstand aus (falls er Sie am Lachen hindert). Seien Sie albern, riskieren Sie, lächerlich zu wirken. Es gibt nichts zu verlieren, nur zu gewinnen!

◡̈ Einen herzhaften Lachanfall löste bei mir vor ein paar Tagen ein eleganter Herr aus, der genau wie ich am Münchner Flughafen am Fließband auf seinen Koffer wartete, inmitten der üblichen Menge übel gelaunt aussehender, abgehetzter Menschen.
Ich hielt einen riesigen Blumenstrauß im Arm. Er sah mich streng an, hob die Hand und sagte: „Nein danke!" Wie zu einer Blumenverkäuferin, die in der Kneipe Rosen zum Verkauf anbietet.

Zuerst lachte nur ich, minutenlang, dann lachte auch er, dann die Gruppe um ihn herum und schließlich mindestens ein Dutzend anderer Wartender, ohne dass diese wussten, warum sie lachten. Sie wurden einfach angesteckt.
Vielleicht war diesen ursprünglich schlecht gelaunten Leuten durch die Lacherei der ganze Tag versüßt.

Man kann sich darin üben, die auch unangenehmen Situationen innewohnende Komik zu erkennen. Lachen Sie lieber herzhaft, anstatt sich zu ärgern.

Der Leiter des Lachchors „krumm & schief", Thomas Draeger, erzählte mir, er habe mit einer Gruppe in der U-Bahn angefangen zu lachen, und schlussendlich habe der ganze Waggon gewiehert.

An den Regisseur Fritz Kortner habe ich eine eigene lustige Lacherinnerung. Kortner wurde von seinen Schauspielern geliebt und gefürchtet, weil er sehr von Stimmungen abhängig war. Er erschien stets im Anzug und mit Krawatte zu den Proben. War der Anzug grau, war äußerste Vorsicht angeraten. Dann konnte er sehr ungnädig sein.
Romy Schneider und ich haben unter seiner Regie die „Lysistrata" von Aristofanes für das Fernsehen gedreht, Sie wissen schon, das Stück, in dem die Frauen sich den Männern so lange ver-

weigern, bis diese aufhören, Kriege zu führen. Romy war die Myrrhine, ich die Lysistrata.
Wolfgang Kieling spielte meinen Ehemann. Während der Proben probierte er einen Gag aus, über den der im Zuschauerraum sitzende Regisseur Kortner laut lachen musste. Der hocherfreute Kieling ging selbstverständlich davon aus, dass dieser gelungene Gag nun in die Inszenierung eingebaut werden würde. Mitnichten!
„Aber Herr Kortner, Sie haben doch darüber gelacht!“, meinte er enttäuscht.
Darauf Kortner in seinem unnachahmlich näselnden Tonfall: „Jaaaa, aber unter meinem Niveau!“
Lachen Sie – wenn Ihnen danach zumute ist.
Ruhig auch unter Ihrem Niveau!

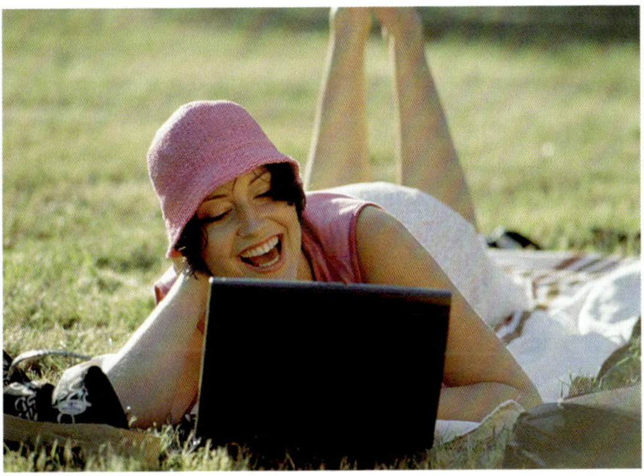

◡ Sie können sich den ganzen Tag lang ärgern. Verpflichtet sind Sie aber nicht dazu. Machen Sie doch das Gegenteil: Freuen Sie sich über alles, worüber Sie sich freuen können.

◡ Beobachten Sie, worüber Kinder lachen.
Werden Sie erfinderisch! Seien Sie albern!

◡ Der amerikanische Arzt Patch Adams, der Clowndoktor, hatte festgestellt, dass seine Patienten schneller gesund wurden, wenn er sie häufig zum Lachen brachte. Vor allem die Kinder wurden besser mit ihrer Krankheit fertig, wenn Patch Adams im Clownskostüm mit Knollennase in ihrem Zimmer herumturnte.
Hunderte von Clowndoktoren besuchen seither als Heiler Kinderkliniken, Krankenhäuser und Altenheime. Es werden erstaunliche Heilerfolge berichtet.
Falls Sie selbst, Freunde oder Verwandte ins Krankenhaus müssen, fragen Sie am besten gleich nach einem Klinikclown. Das Gesundwerden geht viel schneller.

◡ Vielleicht haben Sie Lust bekommen, sich einem Lachclub anzuschließen. Oder Sie gründen selbst einen!
Übrigens: Kümmern Sie sich nicht darum, wie andere lachen. Finden Sie zu Ihrem eigenen Lachen. Manchmal hilft es, dabei die Augen zu schließen.

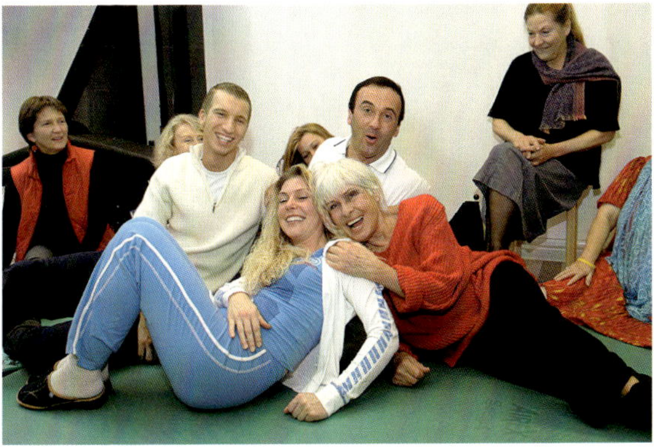

◡ Abends: Räkeln, atmen, glucksen, lächeln, lachen …
Für den Tag danken, wie immer er war.
Steigerung: Sie danken Ihrem Luxuskörper und Ihrem Herzen, dass beide Ihnen heute wieder so gut gedient haben.
Wenn es weniger gut lief: Räkeln, atmen, glucksen, ein bisschen weinen.
Und bei ganz großem Kummer weine ich mich in den Schlaf, wie das Kind, das ich einmal war.

Adressen, Organisationen und Literatur

Freud, Sigmund
„Der Witz und seine Beziehung zum Unbewussten", Frankfurt 1992

Internet
Lach-Links in alle Welt www.worldlaughtertour.com

Kataria, Dr. Madan
Informationen zu Dr. Madan Kataria bei:
Hans Höting, Heilpraktiker, Twiedeftsweg 13, 28279 Bremen
Telefon: 00 49-4 21-82 56 77
Fax: 00 49-4 21-82 03 95
Homepage: www.top-hoeting.de
E-Mail: info@top-hoeting.de

Lassen, Arthur
„Heute ist mein bester Tag" – Seminare und Buchbestellungen:
LET – Christine Lassen, Fliederstraße 19, D-63486 Bruchköbel
Telefon: 00 49-61 81-97 75-0
Fax: 00 49-61 81-97 75-77
Homepage: www.letverlag.de

Osho

Informationen zu Osho und seinen Meditationen bei:
www.oshotimes.de,
www.oshoverlag.de
Osho Verlag GmbH, Friesenplatz 25a, 50672 Köln
Telefon: 00 49-2 21-2 78 04 20
Fax: 00 49-2 21-2 78 04 66
E-Mail: redaktion@oshotimes.de

Rütting, Barbara

„Lachen wir uns gesund. Anleitungen zum Glücklichsein."
Mit Lach-CD. München 2001.

Titze, Dr. Michael

Titze, Michael: „Die Humor-Strategie", München 2004.

Titze, Michael: „Die heilende Kraft des Lachens", München, 4. Aufl. 2004.

Titze, Michael/Eschenröder, Christof: „Therapeutischer Humor", Frankfurt 2003.

Telefon: 00 49-74 61-20 64
Fax: 00 49-74 61-1 55 08
E-Mail: Michael.Titze@t-online.de
Homepage: www.michael-titze.de

Die Autorin

Barbara Rütting. Erfolgreiche Schauspielerin auf so gut wie allen deutschsprachigen Theaterbühnen und in 45 Filmen. Die Bestsellerautorin, Gesundheitsberaterin und Abgeordnete im Bayerischen Landtag schrieb über ein Dutzend erfolgreiche Koch- und Gesundheitsbücher, Kinderbücher und einen Roman.